BEI GRIN MACHT SICH IHR WISSEN BEZAHLT

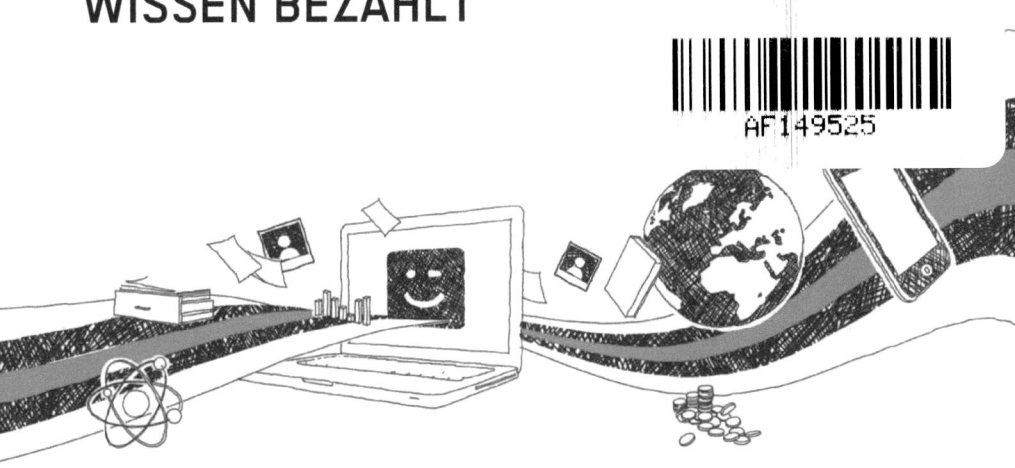

- Wir veröffentlichen Ihre Hausarbeit,
  Bachelor- und Masterarbeit

- Ihr eigenes eBook und Buch -
  weltweit in allen wichtigen Shops

- Verdienen Sie an jedem Verkauf

Jetzt bei www.GRIN.com hochladen und kostenlos publizieren

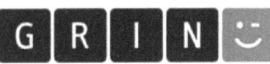

Max Ande

Müssen Männer früher sterben? Erklärungsversuche für ein lange bekanntes Phänomen

GRIN Verlag

Bibliografische Information der Deutschen Nationalbibliothek:

Die Deutsche Bibliothek verzeichnet diese Publikation in der Deutschen National-
bibliografie; detaillierte bibliografische Daten sind im Internet über http://dnb.d-
nb.de/ abrufbar.

Impressum:

Copyright © 2012 GRIN Verlag GmbH
Druck und Bindung: Books on Demand GmbH, Norderstedt Germany
ISBN: 978-3-656-43992-9

Dieses Buch bei GRIN:

http://www.grin.com/de/e-book/215317/muessen-maenner-frueher-sterben-
erklaerungsversuche-fuer-ein-lange-bekanntes

GRIN - Your knowledge has value

Der GRIN Verlag publiziert seit 1998 wissenschaftliche Arbeiten von Studenten, Hochschullehrern und anderen Akademikern als eBook und gedrucktes Buch. Die Verlagswebsite www.grin.com ist die ideale Plattform zur Veröffentlichung von Hausarbeiten, Abschlussarbeiten, wissenschaftlichen Aufsätzen, Dissertationen und Fachbüchern.

Besuchen Sie uns im Internet:

http://www.grin.com/

http://www.facebook.com/grincom

http://www.twitter.com/grin_com

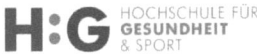

HOCHSCHULE FÜR
GESUNDHEIT
& SPORT

Studienarbeit an der H:G Hochschule für Gesundheit und Sport zum Thema

Müssen Männer früher sterben – Erklärungsversuche für ein lange bekanntes Phänomen

Student/in: Maximilian Claudio Ande

Studiengang: KOM
Semester: 2

Abgabe am: 14.09.2012

Inhalt

1. Einleitung

Seit jeher gilt der Mann, wenn man ihn der Frau gegenüberstellt, als das „starke"
Geschlecht. Männer wie Arnold Schwarzenegger oder Sylvester Stallone haben
ganze Generationen geprägt und stellen die personifizierte Männlichkeit in Form
von Kraft und Gesundheit dar. Doch je weiter die Genderforschung voranschreitet,
desto ersichtlicher wird, dass das Bild vom überlegenen Mann falsch ist. Denn das
männliche Geschlecht ist bis auf den physischen Vorteil, in Form von vermehrtem
Muskelwachstum dem weiblichen, bezogen auf Gesundheit und Lebenserwartung,
unterlegen.

Männer sterben in Deutschland im Schnitt 5,6 Jahre früher. Generell haben sie in
nahezu jedem Land der Erde eine geringere Lebenserwartung als ihr weibliches
Pendant. Lediglich in acht südostasiatischen und afrikanischen Ländern sind es
die Frauen, die statistisch gesehen kürzer Leben, was jedoch auf die erhöhte
Kindersterblichkeitsrate von Mädchen aufgrund der Bevorzugung von männlichen
Nachkommen zurückzuführen ist.[1]

Ziel dieser Studienarbeit ist es, Faktoren zu eruieren und wissenschaftlich zu
bewerten, die für eine geringere Lebenserwartung von Männern gegenüber
Frauen ursächlich sind. Der Fokus liegt dabei auf den westlichen
Industrienationen. Zentrales Thema ist dabei die gesundheitliche Entwicklung des
Mannes in den verschiedenen Altersstadien und die Auswirkungen von
„Männlichkeit" auf die körperliche und geistige Verfassung unter Berücksichtigung
negativer sozialer und psychischer Einflüsse auf den Mann. Sich daraus
ergebende Verhaltensstereotype mit negativer Gesundheitswirkung werden
definiert und analysiert.

---

[1] Vgl. Pharmazeutische-Zeitung 2007, S. 1

2. Die allgemeine Gesundheitsentwicklung des Mannes

Bei Männern beginnt die erhöhte Sterblichkeit schon im Stadium des Embryos bis zur Geburt, da Tot- und Fehlgeburten bei Jungen mit einer erhöhten Wahrscheinlichkeit gegenüber Mädchen auftreten. Dies lässt sich vermutlich darauf zurückführen, dass männliche Embryonen während der Entwicklung in der Schwangerschaft empfindlicher auf gesundheitsbeeinträchtigende Umwelteinflüsse, mit denen die Mutter konfrontiert wird, reagieren. Des Weiteren neigt das Immunsystem einer schwangeren Frau in erhöhtem Maße dazu, einen maskulinen Fötus als Fremdkörper zu identifizieren und darauf mit der Produktion von Antikörpern zu reagieren, was schließlich zu einer Abstoßung führt.

Darüber hinaus zeigen Untersuchungen aus Finnland, dass männliche Neugeborene ein um 20 Prozent gesteigertes Risiko bezüglich der Ausbildung eines unvorteilhaften Apgar-Wertes aufweisen. Dieser Wert ist das Ergebnis einer schnellen und subjektiven Einschätzung der wichtigsten Vitalfunktionen eines Neugeborenen kurz nach der Entbindung. Erklären ließe sich der schlechte Apgar-Wert mit der höheren Rate an frühgeboren Jungen, die zusätzlich noch eine gesteigerte Sterblichkeitsrate im Vergleich zu den frühgeborenen Mädchen aufweisen.

In den ersten Lebensjahren zeigen Jungen häufiger Störungen in ihrer Entwicklung und neigen zur Ausbildung von Asthmaerkrankungen, was mit plötzlichen Anstiegen des stressauslösenden Hormons Kortisol und negativen Auswirkung des Sexualhormons Testosteron auf das Immunsystem in Verbindung stehen könnte.[2]

Grundsätzlich sterben vom ersten bis zum Ende des 14. Lebensjahres im mitteleuropäischen Raum unter 100.000 Einwohnern 18 Jungen und 15 Mädchen. Intoxikationen stellen zusammen mit Unfällen und Verletzungen in dieser Altersgruppe die häufigste Todesursache dar, wobei die Zahl der davon betroffenen Jungen um das eineinhalbfache höher ist.

Betrachtet man die Gruppe der 15 bis 35-Jährigen, so ist der Unterschied, bezogen auf die Sterblichkeit der Männer mit einer dreimal so hohen Quote gegenüber den Frauen, in dieser Lebensphase am größten. An den schon oben

---

[2] Vgl. Fischer (2005), S. 21

4

erwähnten „Verletzungen, Unfälle und Vergiftungen"[3] sterben in diesem Zeitraum viermal mehr Männer als Frauen. Bei den Herz-Kreislauf-Erkrankungen ist die Sterblichkeitsrate der Männer doppelt, und bezogen auf Krankheiten des Magen-Darmtraktes dreieinhalbmal so hoch.

Bei der Gruppe der 45 bis 64-Jährigen ist die Sterblichkeit des männlichen Geschlechts im Gesamten immer noch zweimal höher als bei den Frauen. Die Sterblichkeit aufgrund von Verletzungen, Unfällen und Vergiftungen geht zurück. Erkrankungen des Herz-Kreislauf-Systems bilden nun mit einer dreifach höheren Quote gegenüber den Frauen die Haupttodesursache bei den Männern. Krebserkrankungen enden bei Männern mit einer eineinhalbmal höheren Wahrscheinlichkeit als bei Frauen tödlich.

Bezogen auf die über 64-jährigen Menschen sterben Männer im Gesamten noch eineinhalbmal häufiger als Frauen. Herz-Kreislauf-Erkrankungen bilden nun für beide Geschlechter die häufigste Todesursache.[4]

Festzuhalten ist, dass egal um welche Art von Krankheit es sich handelt, Männer immer früher als Frauen daran versterben.[5]

3. Die historische Rollenentwicklung des Mannes

Betrachtet man die Entwicklung des Mannes nun auf der historischen Ebene, so gilt es drei Phasen zu unterscheiden. Die erste Phase bildet hierbei die Vormoderne. Sie zeichnet sich dadurch aus, dass der Mensch darauf bedacht ist, im Einklang mit der Natur zu leben und ein organisiertes Leben in ländlichen Gemeinden führt. Arterhaltung und Harmonie bilden die Grundpfeiler des Zusammenlebens. Aufgaben werden in der Gesellschaft unter Berücksichtigung von individuellen Fähigkeiten vergeben. Es existiert noch keine geschlechtsspezifische Aufgabenverteilung.

Der Beginn der zweiten Phasen lässt sich zwischen 1450 und 1650 n.Ch. ansiedeln. Dieser Zeit lässt sich auch die Entstehung der Männlichkeit zuordnen. Es entwickeln sich erste kapitalistische Gesellschaftsformen und Industriezweige

---

[3] Ebd., S. 22

[4] Vgl. Ebd., S. 22

[5] Vgl. Ebd., S. 21

mit Handelszentren und organisiertem Handwerk. Es kommt zu großen Fortschritten in Forschung, Wissenschaft und dem Kriegswesen, das seit jeher eine der wichtigsten Männerdomänen darstellt. Das Harmoniedenken bezüglich der Natur geht verloren und wird durch Bestrebungen, die Natur zu unterwerfen, ersetzt. Diese Veränderungen führen letztendlich zur Entwicklung des ursprünglichen Rollenbild des Mannes, das sich aus vorhandenen und neu hinzukommenden Komponenten wie folgt zusammensetzt:

-Mut, Aggressivität, Abenteuerlust und Stärke werden durch die Unterwerfung niedriger entwickelter Länder im Zuge der Kolonisation demonstriert. Das Bild vom Mann als Beschützer und Krieger wird gefestigt.

-Das als männlich geltende Ideal vom wissensdurstigen in Askese lebenden Mönch wird im Verlauf der Lutheranischen Wende vom Bild des in Ehe lebenden Familienvaters abgelöst.

-Kapitalistische Gesellschaftsordnungen fordern eine Eroberung finanzstarker Berufe durch die Männer, da die Frauen erziehungsbedingt an den Haushalt gebunden sind. Der Mann wird somit zum Unternehmer und Geschäftsmann und ist für die finanzielle Versorgung der Familie zuständig. In der sozialen Welt gilt der Mann nun als Oberhaupt der Familie, dem sich die Frau unterzuordnen hat.

-Es kommt zu einer geschlechtsspezifischen Einteilung in Stereotype durch männlich Geprägte Institutionen. Fortan gilt der Mann als vernunftbegabt und die Frau als animalisch.

Es kommt zu einer Verfestigung der Rollenbilder, die sich nun immer gegensätzlicher entwickeln.[6]
Letztlich werden der Männlichkeit folgende soziale Symbole, beziehungsweise Eigenschaften, zugesprochen: Stärke in Form von kalkulierter Aggressivität, Herrschaft, Ausdauer, Härte, Erfolg, Spezialistentum, Reichtum, Macht, Führungspotential, Wissen, Forscherdrang und Mut. Diese Eigenschaften stellen

---

[6] Vgl. Connell (1999), S. 207 ff.

nun das klassische Männlichkeitsideal innerhalb einer patriarchalen Gesellschaft dar.[7]

Analysiert man nun den Begriff der Männlichkeit bezogen auf die heutige Zeit, so stellt man fest, dass sich das klassische Männerbild zu einem moderneren hin gewandelt hat. Gründe hierfür liegen in der voranschreitenden menschlichen Entfremdung, dem Einfluss der Medien sowie dem heutzutage in der westlichen Welt allgegenwärtig präsenten Materialismus. Insgesamt lässt sich eine Art Radikalisierung des Alltags feststellen, mit der auch eine Radikalisierung der männlichen Rolle einhergeht.[8]

„Männer steuern überwiegend technische Anlagen und warten sie, bauen, installieren und stellen her; planen, konstruieren und forschen, leiten, organisieren und führen, sichern, bewachen und wenden Vorschriften an. Frauen hingegen verkaufen, kassieren, beraten Kunden, arbeiten im Büro, bewirten, reinigen und packen, erziehen, helfen, pflegen und versorgen."[9]

Diese Dominanz des männlichen Geschlechts ist nicht zuletzt auch darauf zurückzuführen, dass Frauen aufgrund der Doppelorientierung (Beruf und Familie) zumeist nur in der Lage sind, Teilzeitstellen anzunehmen.[10]

Am deutlichsten wird die Radikalisierung von männlichem Verhalten jedoch an den sich von den Männern selbst auferlegten Verhaltensimperativen, die ihnen das Gefühl geben besonders männlich zu sein.

„1. Je weniger Schlaf ich benötige,

2. je mehr Schmerzen ich ertragen kann,

3. je mehr Alkohol ich vertrage,

4. je weniger ich mich darum kümmere, was ich esse,

5. je weniger ich jemanden um Hilfe bitte und von jemandem abhängig bin,

6. je mehr ich meine Gefühle kontrolliere und unterdrücke,

7 je weniger ich auf meinen Körper achte-,

desto männlicher bin ich."[11]

---

[7] Vgl. Hollstein (1999), S. 22 ff.

[8] Vgl. Hollstein (1992), S. 65

[9] Hollstein (1999), S. 24

[10] Vgl. Ebd., S. 25 f.

[11] Vgl. Ebd., S. 39

Imperative dieser Art fördern ein selbstzerstörerisches Männlichkeitsideal, welches Störungen im Gesundheitsbewusstsein zur Folge hat.

3.1. Bedeutung der „Männlichkeit" für die Gesundheit

Bei der Definition von Männlichkeit spielen die Erwartungshaltung der Gesellschaft sowie die oben erwähnten Zuschreibungen eine wichtige Rolle. Männer werden von der Gesellschaft schon in jungen Jahren dahingehend geprägt, gegenüber sich selbst Härte zu zeigen. Sie werden dazu angehalten, eigene Bedürfnisse zu verdrängen und Erwartungen, welche die Gesellschaft an sie stellt, zu erfüllen.[12] Die Manifestation dieses Verhaltens wird sowohl von den Männern selbst, als auch von der Umwelt vorangetrieben. Handelt ein Mann entgegen der Männlichkeit, so wie sie von der Gesellschaft definiert wird, kann dies sowohl mit einem Ausschluss aus der Gruppe der Männer, als auch mit Sanktionen seitens der Gesellschaft geahndet werden.[13]Um männlich zu sein, muss man also auch männliches Verhalten an den Tag legen, was wiederum impliziert, bewusst nicht auf seine Gesundheit zu achten.

Experten sind sich letztlich bezogen auf das männliche Rollenbild in zwei Punkten einig: Erstens, dass es sich bei diesem Rollenbild um eine zweckmäßige soziale Tatsache handelt, auf deren Grundlage soziale Systeme wie Partnerschaften oder große Teile der Arbeitswelt basieren. Zweitens, dass dieses Rollenverhalten nahezu irreversibel ist und schädliche Auswirkungen auf den Mann selbst hat.[14]

James M. O'Neil teilt dieses erlernte Verhalten in sechs sich gegenseitig bedingende und verursachende Gebiete ein, die er wie folgt definiert:

---

[12] Vgl. News Gesundheit 2010
[13] Vgl. Meuser (1998), S. 51
[14] Vgl. Hollstein (1999), S. 38

8

1. Vorherrschen eines eingeschränkten Gefühlslebens;

2. Gestörtes Verhältnis zu körperlicher Nähe und Homophobie;

3. Beeinflussung durch Macht-, Kontroll- und Konkurrenzzwang;

4. Hemmungen des affektiven und sexuellen Verhaltens;

5. Leistungs- und Erfolgssucht;

6. Mangelnde Pflege der eigenen Gesundheit[15]

4. Weitere Faktoren, welche die Lebenserwartung von Männern beeinflussen

4.1. Biologische Faktoren

Betrachtet man die Biologischen Gegebenheiten, so haben wissenschaftliche Untersuchungen festgestellt, dass die zwei verschiedenen Sexualhormone von Mann und Frau einen Einfluss auf die Lebenserwartung haben. Denn Östrogen wirkt sich offenbar positiv auf die Autoimmunprozesse im Körper aus, wohingegen Testosteron einen negativen Effekt auf die körpereigenen Abwehrkräfte hat.[16]

Östrogen sorgt des Weiteren auch für einen besseren Schutz vor freien Radikalen, da es durch dieses Hormon zu einer geringeren Produktion schädlicher Moleküle in den Mitochondrien kommt. Somit wird ein verfrühter Zelltod verhindert.

Auch die Tatsache, dass Männer nur über ein X-Chromosom verfügen, birgt gesundheitliche Nachteile. Kommt es durch Mutationen zu Schädigungen am Genom, sind Frauen besser in der Lage, diese zu kompensieren, da sich in ihrem Genom zwei X-Chromosomen befinden. Forschungen haben ergeben, dass mindestens sieben verschiedene Gendefekte zu angeborenen Immunschwächen führen können. Man geht davon aus, dass diese auf dem X-Chromosom situiert sind. Männer sind davon also häufiger betroffen als Frauen.[17]

---

[15] Vgl. Ebd., S. 40 ff.

[16] Vgl. Fischer (2005)

[17] Vgl. Zeit 2008

Generell lässt sich das circa sechs Jahre frühere Sterben von Männern gegenüber Frauen aber nicht allein an den biologischen Gegebenheiten festmachen. Denn diese machen im Schnitt lediglich einen Unterschied zwischen ein und zwei Jahren aus. Den Beweis hierfür liefert eine Studie von Marc Luy. Dieser wollte eine Gruppe von Individuen untersuchen, „in der Frauen und Männer unter nahezu gleichen Bedingungen leben."[18] Er erwählte zwölf Klöster in Bayern als geeignetes Testfeld, da hier circa 12.000 Mönche und Nonnen „nahezu identischen Bedingungen"[19] ausgesetzt waren. „Sie pflegen einen einfachen Lebensstil, haben keinen gesellschaftlichen Stress, keine finanziellen Probleme, keine Konkurrenz um beruflichen und sozialen Aufstieg, keine Partnerkonflikte und müssen sich nicht um die Erziehung eigener Kinder kümmern."[20] Somit ist die Lebenserwartung der Probanden „fast ausschließlich von den biologischen Faktoren"[21] abhängig. Ergebnis der Studie war ein etwa „vier bis fünf Jahre längeres Leben"[22] von Mönchen gegenüber anderen Männern. Bei Frauen zeigte das Leben im Kloster keine lebensverlängernden Auswirkungen gegenüber den nicht im Kloster lebenden Frauen.[23]

4.2. Lebensstil

Vergleicht man die verschiedenen Länder der Europäischen Union bezogen auf das Aufkommen von Fettleibigkeit in der Gruppe der 15 bis 24 Jährigen, so ist die Zahl der adipösen Männer in fast allen Mitgliedsstaaten höher als die der Frauen. Die einzige Ausnahme bildet England, wo sich die Zahl der fettleibigen Frauen auf 11 Prozent und die der Männer auf 10 Prozent beläuft. In Deutschland gibt es 6% fettleibige Frauen und nahezu 8% fettleibige Männer. In der Slowakei, Rumänien, Polen, Holland, Lettland, Italien und Estland ist das Aufkommen von Fettleibigkeit mit 2 Prozent für beide Geschlechter gleich verteilt.[24] Insgesamt leidet nur ein

---

[18] WDR-Quarks 2005
[19] Ebd.
[20] Ebd.
[21] Ebd.
[22] Ebd.
[23] Vgl. Ebd.
[24] Vgl. Europäische Kommission (2008), S. 42

Drittel der Männer nicht an Übergewicht oder Fettleibigkeit. Der Grund hierfür liegt in einer zu fettreichen und damit ungesunden Ernährung der meisten Männer.[25] Männern fehlt oft das Bewusstsein, dass Gesundheit stark mit gesunder Ernährung verknüpft ist.[26]

Betrachtet man den Tabakkonsum innerhalb der EU, so sind auch hier Männer häufiger als Frauen dem Rauchen verfallen. Auch wenn der Tabakkonsum im europäischen Raum derzeit einen Negativtrend aufweist, rauchen dennoch mehr jugendliche Männer als Frauen. Nur bei den Schweden und im Vereinten Königreich gibt es mehr junge Raucherinnen als Raucher. Bei der Gruppe der starken Raucher ist das Ergebnis ähnlich. Mehr Männer als Frauen sind starke Raucher.[27]

Vergleicht man den Alkoholkonsum bei den 12 bis 17 Jährigen in Deutschland im Jahre 2008, so stellt man fest, dass 21 Prozent der Jungen im Gegensatz zu 13 Prozent der Mädchen angaben, wenigstens einmal in der Woche alkoholische Getränke zu konsumieren. Bezogen auf eine Rauscherfahrung im Zusammenhang mit Alkohol, gaben 27% der Männer an, im Jahr 2004 mehr als 6-mal einen Rauschzustand erlebt zu haben. Bei den Frauen waren es dagegen nur 14%.[28]

Auch bezogen auf illegale Substanzen wie Cannabis oder Kokain ist der Konsumentenkreis bei der männlichen Bevölkerung größer. Im Jahr 2003 stellte eine Studie fest, dass dem Konsum von Haschischprodukten in der Altersgruppe der 15 bis 16 Jährigen, die nach eigenen Angaben schon über 40 mal dem Konsum von Mariuhana nachgegangen sind, in allen EU-Ländern, bis auf Irland, mehr Jungen als Mädchen nachgehen.[29] Nach einer Schweizer Studie geben 3,8 Prozent der Männer gegenüber 1,7 Prozent der Frauen an, schon mindestens einmal Kokain konsumiert zu haben.[30]

Untersucht man ergänzend zum Konsumverhalten des männlichen Geschlechts die allgemeinen Lebensbedingungen, so beweist eine Studie der Universität von

---

[25] Vgl. WDR-Quarks 2005

[26] Vgl. Fischer (2005), S. 88

[27] Vgl. Europäische Kommission (2008), S. 46

[28] Vgl. Ginko-Stiftung

[29] Vgl. Europäische Kommission (2008), S. 47

[30] Vgl. Suchtschweiz 2007

Magdeburg, bei der die Daten von „100.000 toten Schweizern analysiert"[31] wurden, dass ledige Männer, die keine Beziehung mit einer Partnerin führen, im Schnitt zwei Jahre früher sterben als Männer, die in einem ehelichen Verhältnis leben. Begründet werden kann dies dadurch, dass sich die Ehefrauen im Alter um ihre Männer kümmern. Somit bleiben die verheirateten Männer länger gesund.[32] Darüber hinaus hat auch das Bildungsniveau bei Männern größere Auswirkungen auf die Lebenserwartung als bei Frauen. Untersuchungen der Statistik Austria ergaben, dass Männer mit Studienabschluss eine etwa 20% höhere Chance haben das 80. Lebensjahr zu erreichen, als Männer mit Pflichtschulabschluss. Frauen mit abgeschlossenem Studium erreichen im Vergleich dazu mit einer circa 10 % höheren Wahrscheinlichkeit gegenüber den weiblichen Pflichtschulabsolventen das 80. Lebensjahr.[33] Ähnliche Ergebnisse lassen sich auch bei Betrachtung der Position, die ein Mann im Beruf für sich beansprucht, beziehungsweise bei Betrachtung seines gesellschaftlichen Status, erkennen. „Selbstständige Männer leben um fast vier Jahre länger als unselbstständige, Angestellte um zweieinhalb Jahre länger als Arbeiter, Bauern um rund viereinhalb Jahre länger als Arbeiter und Eisenbahner. Bei Frauen sind diese Unterschiede weniger markant."[34]

4.3. Risikoverhalten

Betrachtet man eine Liste der zehn gefährlichsten Berufe, also die Berufe, bei denen die Wahrscheinlichkeit für das Eintreten von Berufsunfähigkeit am höchsten ist, so stellt man fest, dass es sich um vorwiegende Männerdomänen handelt.[35] Diese Tatsache deckt sich mit den generellen Rollenerwartungen, die an den Mann gestellt werden, denn die Wahl eines gefährlichen Berufes entspricht dem von der Gesellschaft erschaffenen Männerbild.

---

[31] Shortnews 2006

[32] Vgl. Ebd.

[33] Vgl. Forum Gesundheit 2002

[34] Fischer (2005), S. 30

[35] Vgl. Verbraucherforum-Info 2006

Auch bei der Gestaltung der Freizeit gehen Männer ein erhöhtes Risiko ein, ihre Gesundheit zu schädigen. So zeigt eine Schweizer Studie aus dem Jahr 2012, dass Männer viel stärker als Frauen von Unfällen „im Haushalt"[36] und bei sportlichen Aktivitäten betroffen sind. Addiert man die Zahl der Unfälle im Beruf mit denen in der Freizeit, so stellt man fest, dass die Wahrscheinlichkeit einen Unfall zu erleiden, bei Männern in etwa zweimal höher ist als bei Frauen.[37] Eine Studie aus Niedersachsen zeigt, bezogen auf die Risikobereitschaft von Männern in der Freizeit, ein ähnliches Bild. „In den Jahren 2005 - 2010 verunglückten insgesamt 240 Menschen durch Ertrinken. In 74 % der Fälle waren Jungen und Männer betroffen (178 Personen), nur bei rund einem Viertel der Unfälle Mädchen und Frauen (62 Personen)."[38] Auch was das Autofahren betrifft, neigen Männer dazu, sich und andere einem erhöhten Risiko auszusetzten, denn 65% aller Unfälle im Straßenverkehr werden laut einer Studie des „Auto Club Europa"[39] von männlichen Verkehrsteilnehmern verursacht. Des Weiteren nehmen gerade in der Gruppe der Fahranfänger junge Männer häufiger alkoholisiert am Straßenverkehr teil als junge Frauen.[40]

4.4. Gesundheitsbewusstsein

Vergleicht man Männer und Frauen hinsichtlich ihres Schmerzempfindens, so stellt man fest, dass Männer eine erhöhte Toleranz gegenüber Schmerzen aufweisen.[41] Das zu erfüllende Rollenbild sorgt dafür, dass der Mann unangenehmen Körperempfindungen bis zu einem gewissen Grad mit Härte und Gleichgültigkeit begegnet.

Wie bereits im Verlauf des Textes erwähnt, ist die primäre Aufgabe des Mannes das Verdienen von Geld. Er unterstützt die Familie mit finanziellen Mitteln und ist weniger für die Kindererziehung zuständig.

---

[36] Panorama (2012)

[37] Vgl. Ebd.

[38] LSKN-Niedersachsen 2012

[39] Lifestyle T-online 2008

[40] Vgl. Ebd.

[41] Vgl. Fischer (2005), S. 229 f.

Ganz anders die Frau. Ihr primärer Tätigkeitsbereich ist nach der klassischen Rollenverteilung die Erziehung des Nachwuchses, was auch die gesamte Gesundheitsvorsorge miteinbezieht. Frauen kommen im Zuge dieser Aufgabe häufig mit medizinischen Fachkräften in Kontakt und erarbeiten sich eine von diesen geschätzte Autorität. Sie leiten die ersten Gesundheitsbezogenen Maßnahmen bei Erkrankungen innerhalb der Familie ein und bilden damit ein wichtiges Glied im Gesundheitswesen. Des Weiteren werden Mädchen von klein auf darauf konditioniert, verstärkt auf Körpersignale sowie Hygiene zu achten. Letztlich führen Gegebenheiten dieser Art bei Frauen zu einem gesteigerten Interesse an gesundheitsbezogenen Themen.[42] Die meisten Männer müssen sich in ihrem Tätigkeitsbereich nicht in diesem Maße mit Gesundheit auseinandersetzen und entwickeln aufgrund dessen auch ein weniger ausgeprägtes Gesundheitsbewusstsein als Frauen.

4.5. Stress und psychische Faktoren

Die von der Gesellschaft erschaffene männliche Rolle hat sich im Bewusstsein der Männer so verfestigt, dass sie sich auch in den Träumen des männlichen Geschlechts manifestiert. So belegt eine Schlafstudie der Uniklinik Mannheim, dass ein Großteil der Männer meistens von Sex, physischer Gewalt, Versagenssituationen im Beruf oder Geld träumt.[43]

Bis auf die Thematik Sex stellen alle anderen Themen Symbole für traditionell männliche Prioritäten wie Macht, Kontrolle, Autarkie und Stärke dar.[44] Diese Prioritäten bilden die Ursache für männliche Leistungsbesessenheit, überspitztes Erfolgsstreben oder permanentes Konkurrenzempfinden. Das Erleben von Bewusstseinszuständen dieser Art entsteht, weil Männer dahingehend sozialisiert werden, Wohlbefinden und Befriedigung mit hartem Arbeitseinsatz und finanziellem Erfolg gleichzusetzen.[45]

---

[42] Vgl. Vogt (2006), S. 157-174

[43] Vgl. WOMAN (2005), S. 83

[44] Vgl. Hollstein (1992), S. 65

[45] Vgl. Ebd., S. 66

14

Viele Männer neigen als Reaktion darauf zur Arbeitssucht oder versuchen sich von Familie, Partner und Freunden zu distanzieren. Generell kommt es bei gesteigertem finanziellen Erfolg, erhöhtem gesellschaftlichen Ansehen und der Ausweitung des Machtzentrums parallel auch zu einer Erhöhung des Risikos eine psychische Störung zu entwickeln. Dieses Phänomen bezeichnet man als die männliche Macht-Stress-Spirale.[46] Die soziale Nische, die ein Mann für sich beansprucht, wird gegen Konkurrenten verteidigt, auch wenn sich schon erste Anzeichen für eine psychische Erkrankung zeigen. Folglich kommt es zu Versagensängsten, Depressionen, übersteigerter Aggression oder Burn-out-Syndrom. Untersuchungen in amerikanischen Führungsetagen von Jan Halper aus dem Jahr 1988 zeigen, dass nur 23 % der befragten Personen mit ihrem Job und ihrem Leben glücklich sind. Die übrigen 77% sind entweder bereits von den oben erwähnten Störungen betroffen oder weisen Tendenzen zur Entwicklung einer psychischen Störung auf.[47] In der Bundesrepublik Deutschland lassen sich ähnliche Entwicklungen feststellen.[48] Natürlich ist nur ein Bruchteil der Männer in Führungspositionen dieser Art tätig, jedoch entwickeln Männer in weniger angesehen Berufen häufig ein Gefühl der Mittelmäßigkeit. Durch dieses Gefühl der Stagnation beginnen viele Männer an sich zu zweifeln, was negative Auswirkungen auf die Stimmung hat und zu einer Schwächung im allgegenwärtigen Konkurrenzkampf führt. So sterben letztlich mehr Männer an psychischen Erkrankungen als Frauen und die Selbstmordrate der Männer ist im Vergleich zum weiblichen Geschlecht nahezu dreimal höher.[49] Analysiert man die Selbstmordrate bei Jugendlichen, so stellt man fest, dass sie bei männlichen Jugendlichen mit 10 % fünfmal häufiger ist als die der weiblichen Jugendlichen.[50]

---

[46] Vgl. Hollstein (1999), S. 29 f.

[47] Vgl. Ebd., S. 29

[48] Vgl. Hollstein (1992), S. 65

[49] Vgl. Brähler (2001), S. 21 f.

[50] Vgl. Vogt (2006), S. 157-174

15

5. Fazit/Ausblick

Betrachtet man zusammenfassend die Faktoren, die für das frühere Sterben von Männern gegenüber Frauen verantwortlich sind, so fällt auf, dass die biologische Benachteiligung des Mannes einen eher kleinen Anteil an der geringeren Lebenserwartung hat. Vielmehr ist es die Erwartungshaltung der Gesellschaft, die dazu beiträgt, dass Männer einen ungesunden Lebensstil führen, welcher letztlich als Hauptgrund für das frühere Sterben angesehen werden kann. Doch generell ist die Differenz von circa 6 Jahren zugunsten der Frauen bezüglich der Lebenserwartung im Begriff, geringer zu werden. Dies liegt an der Adaption von männlichem Verhalten seitens der Frauen, die heutzutage zu einem erhöhten Alkohol- und Tabakkonsum neigen. Des Weiteren sind immer mehr Frauen berufstätig und setzen sich dadurch auch einer erhöhten Stressbelastung sowie den damit verbunden Folgen für die Gesundheit aus.[51] Auch seitens der Männer findet eine Annäherung statt, da die Zahl der männlichen Raucher geringer wird und die Entwicklung eines allgemein gesünderen Lebensstils zu beobachten ist. Es lässt sich auch zunehmende Sicherheit an risikoreichen Arbeitsplätzen verzeichnen.[52]

Eine Möglichkeit, die Lebenserwartung von Männern weiter zu erhöhen, könnte eine Reformierung des männlichen Rollenbildes sein. Indem man Männer dahingehend sozialisiert, auf die eigene Gesundheit zu achten und ihnen in manchen Lebenslagen auch das Zeigen von Schwäche zugesteht, könnte man die physische und psychische Belastung verringern. Männer hätten dann wie Frauen die Möglichkeit, ein gesundes Bewusstsein für den eigenen Körper zu entwickeln, ohne sich Gedanken über mögliche Sanktionen seitens der Gesellschaft zu machen. Ohne die gesellschaftlichen Gegebenheiten zu verändern könnte eine gesteigerte Lebenserwartung auch durch kostenlose gesetzlich festgelegte Gesundheitsuntersuchungen für Männer erreicht werden. Gesundheitsbezogene Institutionen könnten ergänzend hierzu Kurse für Männer anbieten, bei denen der Gedanke der Gesundheitsförderung mit Komponenten aus dem Fitnessbereich kombiniert wird, um das Thema so für Männer interessanter zu gestalten.

---

[51] Vgl. WDR-Quarks
[52] Vgl. Fit1 2012

6. Literaturverzeichnis

1. Pharmazeutische Zeitung (2007): Christina Hohmann, Warum Männer früher sterben, http://www.pharmazeutische-zeitung.de/index.php?id=2807 (abgerufen am 05.09.2012).

2. Univ.-Prof. Dr. med. Gabriele Fischer (2005): Warum Frauen gesünder leben & Männer früher sterben – Geschlechtsbezogene Krankheitsbilder, Erstausgabe, Verlagshaus der Ärzte GmbH, Wien.

3. Robert W. Connell (1999): Der gemachte Mann: Konstruktion von Krise und Männlichkeiten, Erstausgabe, Leske und Budrich, Opladen.

4. Walter Hollstein (1999): Männerdämmerung: Von Tätern, Opfern, Schurken und Helden, Erstausgabe, Vandenhoeck & Ruprecht, Göttingen.

5. Walter Hollstein (1992): Männlichkeit und Gesundheit, In: Brähler, E./Felder, H. (Hrsg.), Weiblichkeit, Männlichkeit und Gesundheit, Opladen.

6. News Gesundheit (2010): Dr. Matthias Stiehler, Geschlechterkonflikt – Darum sterben Männer früher, http://www.news.de/gesundheit/855072503/darum-sterben-maenner-frueher/1/ (abgerufen am 05.09.2012).

7. Michael Meuser (1998): Männlichkeit und Geschlecht: Soziologische Theorie und kulturelle Deutungsmuster, Erstausgabe, Leske und Budrich, Opladen.

8. Zeit (2008): Der weibliche Bio-Bonus, http://www.zeit.de/2008/28/M-Frau-Mann-Biologie (abgerufen am 05.09.2012).

9. WDR Quarks (2005): Silvio Wenzel, Warum sterben Männer früher? Lebensstil und Lebenserwartung, http://www.wdr.de/tv/quarks/sendungsbeitraege/2005/0503/08_sterben.jsp (abgerufen am 05.09.2012).

10. Europäische Kommission (2008): Das Leben von Männern und Frauen in Europa – Ein statistisches Portrait, Erstausgabe, Europäische Gemeinschaften, Luxemburg.

11. Ginko-Stiftung: http://www.ginko-stiftung.de/zahlen/zahlen_alkohol.aspx#anker1 (abgerufen am 05.09.2012).

12. Suchtschweiz: http://www.suchtschweiz.ch/infos-und-fakten/heroin/konsum/ (abgerufen am 05.09.2012).

13. Shortnews (2006): Verheiratete Männer leben länger – Verheiratete Frauen sterben früher, http://www.shortnews.de/id/615240/Forscher-Verheiratete-Manner-leben-langer-Verheiratete-Frauen-sterben-fruher (abgerufen am 05.09.2012).

14. Forum Gesundheit (2002): Bildung und Lebenser-wartung, http://www.forumgesundheit.at/portal27/portal/forumgesundheitportal/chann el_content/cmsWindow?p_pubid=129753&action=2&p_menuid=63339&p_t abid=3 (abgerufen am 05.09.2012).

15. Verbraucher-Info (2006): Berufsunfähigkeitsversicherung Statistik, http://www.verbraucherforum-info.de/berufsunfaehigkeit-statistik.htm (abgerufen am 05.09.2012).

16. Panorama, Bundesamt für Statistik (2012): http://www.google.de/url?sa=t&rct=j&q=&esrc=s&source=web&cd=4&ved=0 CE4QFjAD&url=http%3A%2F%2Fwww.bfs.admin.ch%2Fbfs%2Fportal%2F de%2Findex%2Fthemen%2F14%2F01%2Fpan.Document.118145.pdf&ei= 2e0xUIT3JczO4QS1wIHIDQ&usg=AFQjCNHjeo9-WnYzImHHhRTILuDHrxQa4Q (abgerufen am 05.09.2012).

17. LSKN Niedersachsen (2012): Tödliche Unfälle durch Ertrinken – Männer stärker gefährdet als Frauen, http://www.lskn.niedersachsen.de/portal/live.php?navigation_id=25666&arti cle_id=106549&_psmand=40 (abgerufen am 05.09.2012).

18. Lifestyle T-online (2008): Frauen fahren besser, http://lifestyle.t-online.de/autofahren-frauen-fahren-besser/id_14455300/index (abgerufen am 05.09.2012).

19. I. Vogt (2006): Sozialisation im Lebenslauf, Gesundheit und gesundheitliche Belastungen, in: Hurrelmann, H./Laaser, U./Razum, O. (Hrsg.), Gesundheitswissenschaften – Ein Handbuch, Juventa Verlag Weinheim und München.

20. WOMEN - Das Frauen und Lifestyle-Magazin 09/2005.

21. E. Brähler/ S. Goldschmidt/ J. Kupfer (2001): Männer und Gesundheit, In: E. Brähler/ M. Bullinger/ H. P. Rosenmeier/ B. Strauß (Hrsg.), Jahrbuch der Medizinischen Psychologie – Band 19, Göttingen/Bern/Toronto/Seattle.

22. Fit1 (2012): Männer nähern sich Lebenserwartung von Frauen, http://www.fit1.de/2012/04/manner-nahern-sich-lebenserwartung-von-frauen/ (abgerufen am 05.09.2012).